VOLUME 40

A
QUÍMICA
DA
ARTRITE

Porque é que os humanos não devem comer carne

Edição 3

Carlos L. Partidas

DEDICATÓRIO

Ao grande Senhor de Sipán. Ele representa um dos mais antigos provas arqueológicas de doenças orgânicas, tais como osteoartrite, e possivelmente ataque cardíaco, cancro e diabetes motivados pelo consumo de células e proteínas de origem animal.

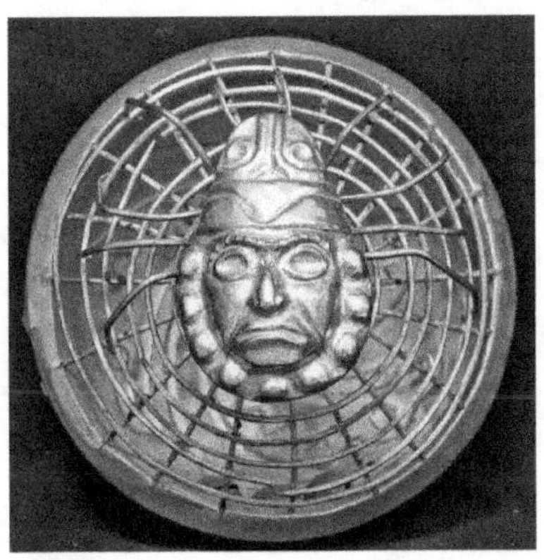

CONTEÚDO

RECONHECIMENTO

Especialmente para os nossos enérgicos irmãos os humanos que querem ser carnívoros; mas a natureza não colocou no seu sistema celular o enzima urate oxidase, por isso os humanos carnívoros quando consomem carne, criam para si próprios diferentes produtos orgânicos doenças

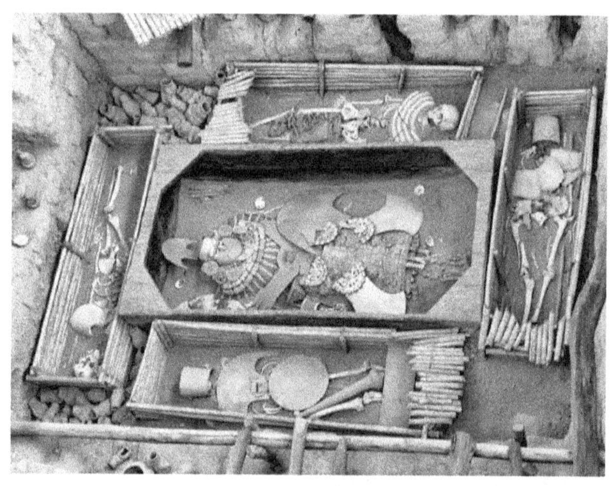

Figura 1

ASSIM, O SENHOR DE SIPAN MORREU, POSSIVELMENTE DE UM ATAQUE CARDÍACO OU DA ARTROSE CRIADA POR ELE PRÓPRIO

1

ANTIOXIDANTES

O ácido úrico com excesso de sangue provoca a erosão das articulações, que será primeiro notada nas mãos, joelhos e pés, uma vez que estas são as partes onde há mais cartilagens; mas devemos considerar, que os pés e as mãos são as partes mais frias do corpo. O nosso principal antioxidante é o urato de sódio, que é gerado pela decomposição das células que estão a morrer, uma vez que no catabolismo, as bases de guanina e adenina do ADN das células mortas serão transformadas em urato de sódio. O urato de sódio é o nosso principal antioxidante, porque é o que impede a desactivação dos glóbulos vermelhos saudáveis; mas ao mesmo tempo, o urato de sódio é o que absorve os radicais livres $\cdot O_2$ e $\cdot OOH$ que permanecem como resultado de hemólise; ou seja, da decomposição dos glóbulos vermelhos que deixam de funcionar como portadores de oxigénio para as células, e do ácido carbónico para os pulmões.

Quando consumidos, estes radicais livres serão eventualmente transformados em peróxido de hidrogénio: $\cdot O_2$ e $\cdot OOH \rightarrow H_2O_2$; no entanto, o peróxido de hidrogénio é também um oxidante, pelo que a enzima catalase irá converter o peróxido de hidrogénio em água, que iremos incorporar na bexiga urinária.

O antioxidante que absorve os radicais livres na reacção é o urato de sódio como a forma A mostrada na Figura 2; e a neutralização dos radicais livres continuará, até que o nosso urato seja convertido em ácido úrico, ou como a forma C na Figura 2. No processo de antioxidação, $C_5H_3N_4O_3^-$, principalmente o urato de sódio ($C_5H_3N_4O_3^-Na^+$) será convertido em ácido úrico ($C_5H_3N_4O_3H$); ($C_5H_3N_4O_3^- + H^+ \rightarrow C_5H_3N_4O_3H$), como se mostra nas sequências A, B e C da Figura 2. Mas na realidade, o nosso antioxidante é o urato de sódio; contudo, a maioria dos especialistas confunde o sal do ácido úrico, ou seja, chamam indistintamente urato de sódio e ácido úrico.

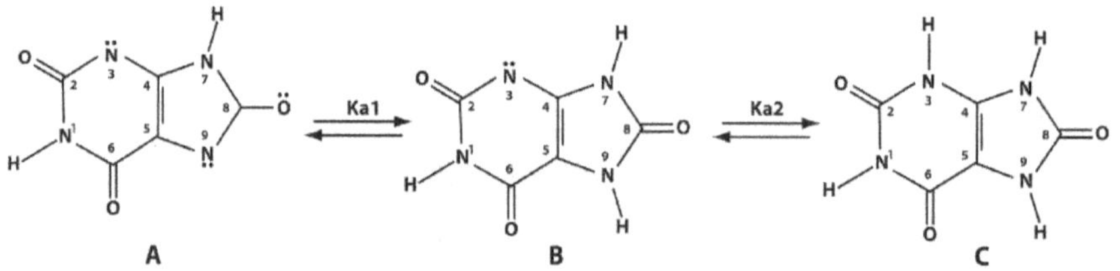

Figura 2
CONVERSÃO DE URATO DE SÓDIO EM ÁCIDO ÚRICO
A) SÓDIO URATO EM CHÃO ALKALINE OU pH 7,40
B) GANHO DE UM PRÓTON POR URATO DE SÓDIO.
C) ÁCIDO URICO EM UM pH ÁCIDO QUANDO O SÓDIO URATE FOI CONVERTIDO EM ÁCIDO URÍCO

O mesmo acontece com o colesterol porque todos os tipos de colesterol chamam colesterol; mas o colesterol humano é diferente do colesterol de galinha, e este por sua vez é diferente do colesterol de vaca ou do colesterol de porco, porque cada raça animal tem a sua própria forma de colesterol.

Esta reacção antioxidante do urato de sódio é muito importante para regular o stress oxidativo; por conseguinte, é necessário manter um equilíbrio proporcional entre a quantidade de urato de sódio com a concentração de ácido úrico. E porque o antioxidante é importante, o urato de sódio é obtido a partir das bases adenina e guanina do ADN das células que normalmente morrem no organismo.

Contudo, quando ingerimos as células da carne de outro animal, as bases do ADN das células ingeridas serão também transformadas em urato de sódio, porque o sistema enzimático dos humanos não será capaz de diferenciar entre o ADN que provém das nossas células mortas e o ADN das células da carne, porque quimicamente ambos os ADN são o mesmo. Assim, neste caso, pelo consumo das células mortas de origem animal, o equilíbrio entre o urato de sódio e o ácido úrico, avançará para um valor superior; ou seja, o sangue conterá uma maior quantidade de ácido úrico; e se esta situação for atingida, a concentração de ácido úrico pode ultrapassar o intervalo tolerável para o nosso sistema celular. Ou digamos que, apesar de haver mais urato de sódio como antioxidante no sangue, ainda há uma concentração mais elevada de ácido úrico, porque o valor do equilíbrio também se tornou proporcionalmente mais elevado.

Mas vamos mostrar porque é que esta proporção tem de ser assim: digamos que, num grau normal de acidez do sangue nos humanos em relação ao lado alcalino, podemos calcular o valor da concentração de urato de sódio a partir da seguinte equação:

$$[\text{urato de sódio}] = 10^{(pH-pKa)} \times [\text{ácido úrico}]$$

O pH do sangue normal em humanos é 7,40; e o ácido úrico é um ácido diprótico; ou seja, o ácido úrico tem dois prótons que podem sair, e portanto, o ácido úrico tem duas constantes de dissociação, como pode ser visto na Figura 2, na qual está representado: A) como urato de sódio. B) como urato de sódio quando o urato de sódio adquiriu um primeiro próton, num grau de acidez um pouco mais elevado do que a acidez do sangue. C) como ácido úrico, quando o sangue é ácido. Por outras palavras, quando este ponto de acidez é atingido, uma boa parte do urato de sódio foi transformada em ácido úrico. A constante pK_{a1}=5,40 é mais baixa, porque no lado alcalino ou quando o pH do sangue é elevado, a acidez é baixa. Isto significa que, nestas condições de acidez, o ácido úrico comportar-se-á como um ácido forte, ou que tem uma maior capacidade de dissociação; uma vez que a constante de dissociação K_a é definida de uma forma geral; e, particularmente para o ácido úrico como:

$$[\text{ácido úrico}] \rightleftarrows [\text{urate}] + [H^+]$$

$$K_a=[\text{urate}]\text{x}[H^+]/[\text{ácido úrico}]$$

$$pK_a= -\log K_a$$

Por outras palavras, o K_a do ácido úrico é menor quando a dissociação do ácido úrico [ácido úrico] se move para a direita numa proporção maior; ou seja, para a produção de urate [urate] e prótons [H^+].

A seta $\rightleftarrows$ indica que podemos mover-nos da direita para a esquerda ou da esquerda para a direita, porque é um equilíbrio cujas proporções se alteram de acordo com as condições de acidez. Mas a constante de dissociação é uma propriedade que é característica de cada classe de ácido, e esta constante depende da temperatura. Mas assumimos que a temperatura do corpo permanece invariável. Assim, porque tem dois prótons, o ácido úrico tem duas constantes de dissociação: $pK_{a1}=5{,}40$ e $pK_{a2}=9{,}80$ como mostra a sequência da Figura 2.

Assim, com uma acidez sanguínea normal, podemos tomar o valor da primeira constante de dissociação do ácido úrico; ou a substância antioxidante será como forma A na figura 2; ou seja, o pH é elevado. Assim, substituindo os valores na equação acima, teremos que a concentração de urato de sódio para sangue normal de uma pessoa saudável é:

$$[\text{urato de sódio}] = 10^{(7{,}40-5{,}40)} \times [\text{ácido úrico}]$$
$$[\text{urato de sódio}] = 10^{2} \times [\text{ácido úrico}]$$
$$[\text{urato de sódio}] = 100 \times [\text{ácido úrico}]$$

Isto significa que, para o sangue normal de uma pessoa, a concentração de urato de sódio tem de ser 100 vezes superior à concentração de ácido úrico; e por esta razão, é que o nosso principal antioxidante é o urato de sódio, e não o ácido úrico.

Mas se ingerirmos as células mortas trazidas pela carne de qualquer animal, o valor de acidez do sangue será proporcionalmente deslocado para uma condição mais ácida; ou seja, para a zona C na figura 2; mas digamos por aproximação que, neste limite, o valor do pH do sangue é neutro, ou seja, 7,00; ou seja, o sangue é relativamente mais ácido embora o valor do pH seja neutro. Assim, pode-se dizer que o valor da constante de ácido úrico ainda pertence à primeira constante da Figura 2; substituindo assim também os valores para este caso de pH neutro:

$$[\text{urato de sódio}] = 10^{(7{,}00-5{,}40)} \times [\text{ácido úrico}]$$
$$[\text{urato de sódio}] = 10^{1{,}60} \times [\text{ácido úrico}]$$

$$[\text{urato de sódio}] = 40 \times [\text{ácido úrico}]$$

Ou seja, mesmo que o sangue seja neutro ou sem qualquer acidez, a concentração de urato de sódio caiu de 100 para 40 vezes a concentração de ácido úrico.

Mas se considerarmos o limite de acidez ou pH 7,35, que é realmente onde a acidose começa, teremos de tomar o valor da segunda constante K_{a2}, porque neste limite podemos considerar, que praticamente todo o urato de sódio foi transformado em ácido úrico; de modo que:

$$[\text{urato de sódio}] = 10^{(7,35-9,80)} \times [\text{ácido úrico}]$$
$$[\text{urato de sódio}] = 10^{-2,45} \times [\text{ácido úrico}]$$
$$[\text{urato de sódio}] = 0,0035 \times [\text{ácido úrico}]$$

E tomando o valor oposto:

$$[\text{ácido úrico}] = 280 \times [\text{urato de sódio}]$$

Isto significa que a concentração de ácido úrico é agora 280 vezes maior do que a concentração de urato de sódio.

Mas a acidez ou valor de pH do sangue nos seres humanos move-se entre 7,35 e 7,45; e o seu valor médio é de 7,40. Isto tem de ser assim, porque as reacções enzimáticas actuam dentro desta estreita gama de acidez; ou seja, são activadas ou desactivadas, dependendo do valor de pH; uma vez que, o pH do sangue é como um sensor para que aconteçam, e ao mesmo tempo para que as reacções enzimáticas não ocorram. Se o valor de pH cair abaixo de 7,40, digamos para 7,35, então ocorre acidose. Se o valor do pH for superior a 7,40 a 7,45, fala-se de alcalose. De tal forma que é necessário que este valor de acidez ou pH permaneça flutuando em torno de 7,40.

A confusão na compreensão disto é que a acidez é representada como uma escala logarítmica, porque é mais prático relacionar a acidez em termos de pH do que sob a forma de concentração de prótons [H^+]. Por exemplo, em termos de concentração de protões, a gama de acidez estará na realidade entre $10^{-7,35}$ e $10^{-7,45}$, mas estas quantidades são muito pequenas, e não poderemos apreciar o seu significado como uma concentração. Contudo, em termos de pH ou tomando o valor na forma logarítmica, podemos ler a acidez como pH entre 7,35 e 7,45. Portanto, uma pequena variação de pH na forma logarítmica representa realmente uma variação significativa na concentração de prótons. E $10^{-7,35}$ é superior a $10^{-7,45}$, porque estamos no lado negativo; o que indica que, quanto mais baixo o valor de pH, mais alta a acidez. Estes pequenos valores de concentração também revelam quão sensível o sangue é a alterações na acidez.

O valor do pH para o lado ácido ou 7,35 é mais provável do que para o lado alcalino ou pH 7,45, uma vez que pelo consumo de células de origem animal, o ácido úrico é finalmente gerado. Portanto, deduzimos do valor anterior, que se o sangue for ácido, porque o balanço urato de sódio/ácido úrico foi deslocado para um valor mais elevado por um excesso de urato de sódio das células animais, no novo valor de balanço, haverá uma concentração mais elevada de ácido úrico que se tornará 280 vezes mais elevada do que a concentração de urato de sódio. E quando já não tivermos o antioxidante como urato de sódio, porque a concentração de ácido úrico está acima da concentração de urato de sódio, é claro que começarão a aparecer doenças degenerativas; principalmente artrite deformada devido ao enfraquecimento da proteína de colagénio; e osteoporose devido ao descolamento do cálcio da parte esponjosa ou interna dos ossos; mas também, outras consequências associadas a uma maior concentração de ácido úrico, tais como o cancro e a diabetes.

Mas comparemos estes valores com o grau de acidez do sangue de uma pessoa em estado terminal de cancro, cujo pH sanguíneo é de 5,00. Isto significa que a concentração do urato de sódio antioxidante no sangue de uma pessoa afectada pelo cancro é:

$$[\text{urato de sódio}] = 10^{(5,00-5,40)} \times [\text{ácido úrico}]$$
$$[\text{urato de sódio}] = 10^{-0,40} \times [\text{ácido úrico}]$$
$$[\text{urato de sódio}] = 0,398 \times [\text{ácido úrico}]$$

Ou podemos escrever o valor inverso como:

$$[\text{ácido úrico}] = 2,5x \, [\text{urato de sódio}]$$

Mas se tomarmos o valor da segunda constante, isto é, $K_{a2}=9,80$, a concentração de ácido úrico será maior:

$$[\text{ácido úrico}] = 60.000 \times [\text{urato de sódio}]$$

Por outras palavras, no caso de uma pessoa envolvida com cancro, essa pessoa não terá o urato de sódio antioxidante, porque todo o urato de sódio foi convertido em ácido úrico; e provavelmente, essa pessoa é um comedor de carne normal. Pode ser o caso, onde a leitura da gama de acidez do sangue de uma pessoa com cancro pode ser mais alta; ou seja, o pH é mais baixo, e este valor de pH pode atingir 4,50.

Os animais carnívoros não têm o mesmo problema de acidose. Por exemplo, gatos, cães, leões e hienas, não convertem uratos em ácido úrico mas sim em alantoína; ou a forma E na figura 3. Mas a alantoína não regressa ao ácido úrico, se o grau de acidez no sangue for aumentado; assim, a reacção é representada por apenas uma seta para a direita. Mas o problema para os herbívoros, como os humanos, é que, para converter o urato de sódio em alantoína, é necessária a enzima oxidase de urato de sódio.

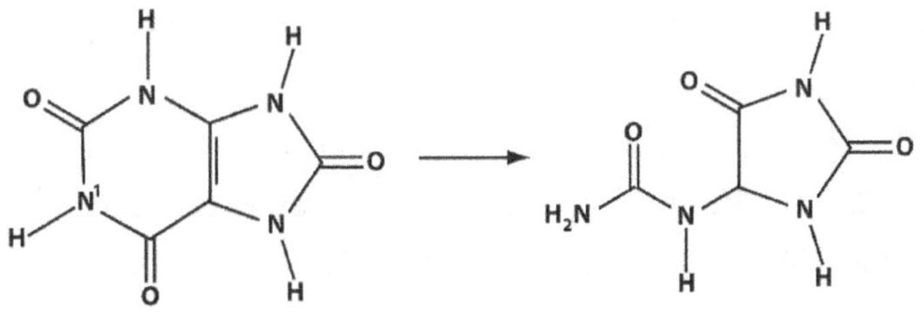

Figura 3
D, CONVERSÃO DE ÁCIDO ÚRICO EM ALANTOÍNA E POR ENZIMA URATE OXIDASE QUE NÃO APARECE NA SETA

Isto significa que, infelizmente para os humanos carnívoros, a enzima urate oxidase não existe, porque a natureza concebeu o sistema celular de um ser humano como um herbívoro; e não como um carnívoro ou predador. Uma excepção a isto são os cães dálmatas, que segregam ácido úrico através da urina em vez de alantoína. Assim, os cães dálmatas poderiam ser os representantes da transição entre um carnívoro e um vegetariano. E, tal como os humanos carnívoros, os cães dálmatas são afectados pela osteoartrite; ou seja, por uma maior concentração de ácido úrico no sangue. Ou é lógico supor, que os cães dálmatas devem ser vegetarianos.

Mas outra consequência é que se no sangue humano houver um excesso de ácido úrico, a hemoglobina não poderá transportar oxigénio, porque a hemoglobina será bloqueada com ácido carbónico, o que, por sua vez, é uma consequência da maior concentração de ácido úrico no sangue. Assim, no interior das células humanas, o oxigénio não entrará nas mitocôndrias para produzir calor. Mas se as mitocôndrias não receberem oxigénio, começarão a produzir calor sem oxigénio; ou seja, através da glicólise ou da fermentação da glicose. As mitocôndrias sabem fazer esta mudança, porque quando faziam parte da cauda do esperma, as mitocôndrias obtiveram energia através da frutólise da frutose; portanto, nas gónadas de todos os machos não há glicose mas sim frutose. Isto é realmente assim, porque a partir da frutose não se gera ácido láctico. Portanto, mais uma vez, a lógica está do lado da Natureza, e não do lado da forma de pensar humana.

O ácido láctico é produzido nas células, quando a energia é gerada por meio de glicólise ou fermentação da glucose; e este ácido láctico, irá danificar o sistema antioxidante no interior das células; ou seja, as enzimas antioxidantes serão afectadas: a enzima catalase, a enzima superóxido dismutase e a enzima glutatião peroxidase. Isto irá acontecer no interior das células; enquanto no exterior das células, o sistema ósseo e a hemoglobina serão afectados, o que irá afectar a respiração celular, devido ao aumento da quantidade de ácido úrico. E por fim, por terem saído do alcance de uma acidez maior do que o valor tolerável, as células deixarão de respirar, e o corpo electrónico deixará de funcionar.

No início, poderá notar dormência nos joelhos, pés e mãos; dor espasmódica nos músculos devido aos efeitos cortantes do ácido úrico, porque o ácido úrico se cristaliza na forma de agulhas; e finalmente, a deformidade ocorrerá devido à degeneração óssea causada pela perda da cola de ligação; ou seja, colagénio.

E a partir daí, todo o processo será transformado numa situação de desequilíbrio ácido/alcalino, a que chamaremos artrite de uma forma geral devido ao seu carimbo diacrítico, apenas para referir todos os problemas que afectam o esqueleto; porque à medida que as doenças ósseas são estudadas, estão a surgir especialistas que podem não saber como as células funcionam quimicamente. Mas os diferentes termos estão a ser introduzidos a fim de descrever cada uma das formas em que as doenças se manifestam em cada parte do corpo.

E não importa o que lhes chamamos, porque é o mesmo tipo de condição óssea; por isso, chamamos artrite, gota, osteoartrite ou osteoporose, mas estas fazem parte de uma classe de doenças crónicas que também podem ser inflamatórias, e ocorrem à medida que a cartilagem e as articulações são afectado na sua estrutura, por desgaste progressivo. Neste caso, chegará o momento em que as articulações afectadas produzirão dor, ou quando as articulações ficarem fisicamente deformadas.

Gota, é o termo mais antigo que foi usado para descrever a doença reumática no dedo grande do pé, porque a protuberância parece uma gota. Mas talvez isto tenha acontecido devido ao sedentarismo, uma vez que a gota começou imperceptivelmente desde que o equilíbrio urato de sódio/ácido úrico foi modificado pelo consumo de carne.

Acrescentemos aqui a acumulação de oxalato de cálcio a partir do ácido oxálico que reagiu com o cálcio que o ácido úrico libertou dos ossos. Os joelhos e tornozelos são as articulações que suportam o peso do corpo, e à medida que a massa corporal se torna desnecessariamente grande, isto aumentará a pressão sobre os pés, e os joelhos a partir da quantidade de gordura acumulada. Mas nós apenas caminhamos de um lado para o outro, transportando esta gordura que nos servirá apenas como uma reserva energética.

Mas o que sabemos é que com certo excesso de peso, os tornozelos e os joelhos estão expostos ao facto de serem estas as partes mais afectadas pela artrose; porque o excesso de peso esmaga as cartilagens; ou seja, a placa que funciona para absorver os choques, e facilita o movimento entre duas ou mais peças de osso. Desta forma, a lâmina tornar-se-á mais fina devido à perda de colagénio. E isso pode mesmo levar a incapacidade, porque nas ancas, por exemplo, a osteoartrite pode causar dor quando se está sentado, em pé ou a andar; bem como rigidez e dificuldade em dobrar-se porque não podemos dobrar ou rodar as duas peças; ou ficar de pé. O resultado também tornará igualmente mais difíceis as actividades relacionadas com a vida quotidiana, tais como o cuidar dos pés, pentear, vestir e dobrar-se, por exemplo. E pode ser que a osteoartrite não seja a principal causa de morte para os humanos, mas é uma das principais razões de incapacidade física.

Portanto, tudo isto é o resultado da mesma condição; mas, aqueles que foram treinados como especialistas chamam osteoartrose da coxartrose da anca, enquanto que se a condição está nos joelhos é chamada de gon-artrose.

Uma rigidez e dor no pescoço quando nos viramos para olhar, ou na parte inferior das costas, pode também ser o resultado de artrose na coluna, que pode gerar fraqueza ou dormência nos braços e/ou pernas, para além da deterioração funcional, porque a inflamação pode afectar a condução eléctrica dos neurónios, que são os que transportam as mensagens do cérebro para estas partes do corpo através do feixe de nervos que formam a medula espinal.

Dependendo da localização ou altura específica da artrose na coluna vertebral, o problema chama-se artrose lombar se a área afectada for a vértebra lombar; ou, artrose cervical se o problema estiver localizado na cervical. Mas em geral, todos estes nomes provêm do hábito de ingerir a carne de outro animal desde tenra idade; ou mesmo da infância; e por esta razão, negligenciamos a química do corpo, ou esquecemos como dirigir correctamente a química dos nossos pensamentos.

2

DO NÓMADA AO SEDENTÁRIO

O ácido úrico total passará para a urina; ou seja, o ácido úrico da conversão do urato de sódio no processo de antioxidação, mais o urato de sódio que foi convertido em ácido úrico quando o urato de sódio passou através do meio ácido dos rins. Depois, quando regressa dos rins a um pH mais elevado ou menos ácido no sangue, o ácido úrico será convertido novamente em urina de sódio, e assim poderemos manter uma relação equilibrada entre o urato de sódio e o ácido úrico.

Mas de acordo com a equação anterior, já sabemos que a concentração de urato de sódio para um sangue normal cujo pH é 7,40, tem de ser 100 vezes superior à concentração de ácido úrico; e porque é proporcionalmente, a concentração de ácido úrico não pode ser zero, porque ambas as espécies têm de coexistir num valor em equilíbrio, que será determinado pela constante de dissociação Ka; ou seja, que o urato de sódio e o ácido úrico têm de funcionar numa gama de acidez específica no sangue. Assim, o único objectivo da mudança de acidez nos rins para um valor mais elevado, é eliminar o excesso de urina de sódio, mais o urato de sódio que foi transformado em ácido úrico, mas ao mesmo tempo, evitar a perda de todo o urato de sódio antioxidante através da urina. Porque o ácido úrico não é solúvel no sangue, enquanto o sal do ácido úrico, ou seja, o urato de sódio é solúvel, por isso também podemos remover o excesso de antioxidante não como ácido úrico através da urina, mas também como urato de sódio através da transpiração, e em quantidades menores através da humidade das fezes.

Por outro lado, aves e répteis não suam nem urinam, pelo que excretarão os excessos sob a forma de ácido úrico através das suas fezes. Esta é a substância branca que pode ser vista nos excrementos das aves, que corrói as paredes de cimento e as estátuas dos heróis que se encontram nas praças da aldeia.

Desta forma, quando a carne das aves é consumida, causa mais danos do que a carne dos mamíferos, porque a carne das aves contém mais urato de sódio e ácido úrico, embora ambos os tipos de carne contenham células, que quando ingeridas, as bases puricas adenina e guanina do ADN destas células ingeridas, serão convertidas igualmente em urato de sódio, e depois proporcionalmente em ácido úrico.

A palavra guanina vem de guano, que é o nome de uma ave marinha, cujos excrementos, sendo abundantes em ácido úrico e portanto azoto, foram exportados da costa peruana para fertilizar o solo, antes de a indústria petroquímica aparecer para produzir fertilizantes de azoto a partir da ureia.

Mas o mesmo não acontecerá com a vitamina C, que, por ser solúvel tanto nas suas formas salinas como ácidas, se perderá através da urina e do suor; portanto, teremos de a adquirir através da dieta alimentar. Principalmente a partir de frutos.

Mas esta tendência do ser humano para produzir uma maior ou menor quantidade de suor, é fácil de explicar, já que o ser humano no início ou quando apareceu na Terra era nómada; ou seja, o ser humano vagueava à procura de alimento. Assim, ele podia descartar através do suor o excesso de urato de sódio, e as suas gorduras estavam mais saturadas para não as perder através do suor. Isto é o que se observa, por exemplo, em maratonistas que sofrem menos pelo excesso de ácido úrico; ou porque suam mais. Por outro lado, o ser humano urbano tornou-se mais sedentário do que nómada, porque viaja de carro; também, o ser humano que agora é sedentário, vive em apartamentos sem necessidade de se mudar, porque compra comida desde que a tem à mão; ou seja, o ser humano passa agora a maior parte do seu tempo sentado ou deitado; ou não gasta energia nem transpira. O seu edifício tem um elevador disponível que o leva directamente para a sua casa, trabalha numa fábrica automatizada, ou senta-se num escritório, pelo que mais ácido úrico se acumulará no seu sangue.

Assim, o ser humano urbano é aquele que consome mais carne e as gorduras saturadas da carne, porque não trabalha no campo; uma vez que, como dissemos, ele pode comprar a carne no armazém de carne, que talvez esteja no primeiro andar do seu edifício. Ou come muitas salsichas, margarinas e hambúrgueres com carne e queijo. Assim, o ser humano que vive nas cidades acumulou no seu corpo, além de ácido úrico, mais ácidos gordos "trans" e ácidos gordos saturados, que não lhe permitem remover resíduos sob a forma de urato de sódio através da transpiração; mas também não como ácido úrico através da urina, porque o ser humano se tornou mais sedentário do que nómada. Além disso, o ser humano urbano não foi capaz de adaptar a sua dieta ao ritmo imposto pelo seu estilo de vida; portanto, o ser humano urbano sofre mais de doenças degenerativas, tais como artrite, diabetes, cancro e ataques cardíacos.

É por isso que dizemos, que o Senhor de Sipán era o rei do seu urbanismo em Sipán, por isso talvez o Senhor de Sipán vivesse apenas sentado no seu trono; além disso, que o Senhor de Sipán comia a carne muito boa dos animais que ele não pastava, principalmente aves, por isso o Senhor de Sipán não se mexia porque era sedentário, enquanto os seus criadores e guerreiros eram nómadas. Mas na verdade não saberemos de que morreu o Senhor de Sipán, porque a única prova que temos é a deterioração dos seus ossos; ou seja, o Senhor de Sipán sofreu de artrose, mas a artrose não é a principal causa de morte, mas uma incapacidade física; assim, provavelmente o Senhor de Sipán morreu de ataque cardíaco. Mas algo semelhante aconteceu antes no Egipto ao filho de Akhenaten; o jovem faraó Tutankhamen.

Podemos saber quanto urato de sódio se transformou em ácido úrico quando o sangue ficou ácido à medida que passava pelos rins, porque o pH nos rins e na urina pode ser medido com um medidor de pH; e este valor é 6,30 e o pKa do ácido úrico ainda será 5,40, porque estamos a considerar que a acidez do sangue é normal; por isso, ao substituir estes valores na equação acima, é necessário

$$[\text{urato de sódio}] = 10^{(6,30-5,40)} \times [\text{ácido úrico}]$$
$$[\text{urato de sódio}] = 10^{0,90} \times [\text{ácido úrico}]$$
$$[\text{urato de sódio}] = 8[\text{ácido úrico}]$$

Assim, a concentração de urato de sódio em relação ao ácido úrico, caiu de 100 para 8. Assim, a um pH de 6,30 para a urina e uma pKa de 5,40 para o ácido úrico, a concentração de urina de sódio é 8 vezes superior à concentração de ácido úrico; o que significa que, a um pH ácido, expeliremos uma boa parte do urinol de sódio sob a forma de ácido úrico.

A origem dos uratos, como mencionámos, são os sais que resultam do processo catabólico das purinas e dos minerais sódio e potássio; portanto, se o sangue se tornasse mais ácido, ou seja, se a concentração de ácido úrico saísse do seu valor normal, os uratos seriam convertidos quase completamente em ácido úrico, mas desta vez não nos rins mas no próprio sangue, pelo que perderíamos o nosso urato de sódio antioxidante desta forma; porque quando o sangue voltar dos rins, vai ter um pH ácido, e o ácido úrico que deveria ter voltado ao urato de sódio, permanecerá como ácido úrico.

E se isto acontecer, o stress oxidativo ficará fora de controlo, porque o urato de sódio é necessário para evitar a hemólise de glóbulos vermelhos saudáveis, e os glóbulos vermelhos moribundos não podem ser eliminados; portanto, todo o sistema celular começará a entrar em colapso, a menos que procuremos outra alternativa, e façamos uma mudança consciente e oportuna na dieta.

Como as aves, insectos e répteis não urinam, neles os rins funcionam antes como filtros para purificar o sangue; ou seja, para isolar o sangue de outras substâncias, mas não para transportar os uratos para o ácido úrico. Os rins das aves e répteis têm uma forma física e função diferente dos nossos rins, razão pela qual a forma dos rins é mais plana.

Mas se a natureza ou o curso natural e lógico das coisas tivesse pensado em conceber-nos como predadores, também nos teria dotado com a enzima urate oxidase. Contudo, nesta fase da evolução genética ainda não o conseguimos; o que significa que o ser humano terá de continuar a ser vegetariano, e ainda mais quando o despertar da consciência estiver próximo, uma vez que no desenvolvimento espiritual do ser humano para se alimentar, não lhe permitirá continuar a matar um irmão enérgico ou a vender carne na mercearia urbana. Porque a evolução espiritual do ser humano não será capaz de parar, tal como nós não seremos capazes de parar o crescimento acelerado do Universo. E pode ser que a vida física desta civilização se auto-destrua pela forma de se alimentar, e a aberração por matar um irmão energético, mas esta civilização será seguida por outros seres humanos mais evoluídos; ou mais conscientes para os substituir. Enquanto esta geração caminha através das cavernas de um submundo; porque não há outro lugar no Universo onde tanto mal é gerado contra os nossos irmãos animais como aqui na Terra; porque ao ser humano não é atribuído um direito exclusivo, onde é determinado que só ele tem o direito de existir.

Mas esta situação de indiferença ou falta de sentimento para com outros seres vivos, deve-se à falta de conhecimento de como as nossas células funcionam quimicamente, e qual é realmente a origem do Universo, uma vez que somos electronicamente, como uma máquina biológica que se pode reparar a si própria. Assim, não devemos intervir para danificar a nossa máquina biológica, excedendo a relação de funcionamento ou o equilíbrio urato de sódio/ácido úrico. E o que é pior, como mencionado, no ambiente ácido, o ácido úrico passará da forma cetónica para a forma enólica, que é energeticamente mais estável sob essas condições ácidas.

Mas isto não é surpreendente, porque a configuração enólica do ácido úrico é a forma como o ácido úrico tem sido isolado das articulações das pessoas com artrite. Além disso, que a forma cetona, ocorre às bases de guanina e uracilo no ADN, que relacionamos com o cancro no livro "A Química do Cancro" e com a diabetes em "A Química da Diabetes". A passagem da cetona para o álcool quando o ambiente celular é ácido chama-se tautomerismo.

Do mesmo modo, se a acidez for mais elevada no núcleo das células, a base de citosina adquire um grupo metilo ($-CH_3$); portanto, a base de citosina torna-se a base de timina. A timina no ADN é a base que se junta à base adenina; assim, neste processo de metilação da base de citosina, as propriedades químicas das bases serão alteradas, porque o núcleo celular ficará sem uracilo e sem citosina. Assim, os ribossomas são forçados a acoplar a base adenina com a base timina e a base guanina com a sua forma enólica com a base timina. Porque se a metilação ocorre quando a acidez é mais elevada, a base de timina será agora mais abundante no núcleo das células.

Este erro no acoplamento entre as bases é o que relacionamos com o cancro, e com a diabetes, porque o código do RNA mensageiro será alterado, pelo que os ribossomas não serão capazes de inserir correctamente os aminoácidos na cadeia proteica da proinsulina, de modo a que, a partir desta, a hormona insulina seja formada nas células pancreáticas.

As contribuições do grupo metil para a metilação das bases de citosina e uracil, provêm da proteína de origem animal, porque a metionina é o primeiro aminoácido que é incorporado na cadeia proteica, para indicar onde a síntese proteica irá começar nos ribossomas. Assim, a metionina é o aminoácido mais abundante nas proteínas animais; e, ao perder o grupo metilo ($-CH_3$), a metionina tornar-se-á homocisteína. A homocisteína é um aminoácido redutor; por conseguinte, a homocisteína usurpará o papel antioxidante dos outros antioxidantes dentro das células. Contudo, isto pode ser provado, uma vez que a homocisteína é o aminoácido mais abundante naqueles que sofrem de ataques cardíacos, cancro, diabetes e osteoartrite. E o colesterol de outros animais é a primeira causa de ataques cardíacos.

Portanto, se a natureza não se enganou neste processo espectacular do ponto de vista químico, então somos nós que pretendemos opor-nos ao curso normal que a lógica da nossa natureza deve seguir, porque fomos concebidos pela natureza, apenas para recorrer a uma forma de alimentação vegan; isto é, sem as células, sem as proteínas e sem o colesterol da carne animal.

Quando os antioxidantes no interior das células são afectados, será criado um conflito, porque a síntese passará por caminhos diferentes. Mas também, como foi dito, já não será possível controlar a geração dos radicais livres oxidantes $\cdot O_2$, $\cdot OOH$, H_2O_2, etc., ou seja, o stress oxidativo. Neste processo de antioxidação dentro das células, a vitamina C também está envolvida; ou seja, o ácido ascórbico; a coenzima glutatião peroxidase, a superóxido dismutase e a vitamina E, ou tocoferol; bem como o selénio. O cobre em excesso tem a sua influência nos melanócitos, resultando em vitiligo e doença de Wilson. Acrescentemos novamente, que o ácido oxálico ingerido a partir de vegetais, foi também o antioxidante nas células vegetais.

Um elevado nível de ácido úrico no organismo produz hiperuricemia, e adicionalmente com a ingestão de carne, a hiperuricemia é estimulada pelo consumo de bebidas alcoólicas; uma vez que foi demonstrado que comer carne acompanhada de vinho provoca a produção de acetato. No ambiente ácido do sangue, o acetato será convertido em ácido acético, que é uma substância pró-uricosúrica, uma vez que reduz a concentração de sais de urato, quando os uratos são convertidos em ácido úrico pelo ácido acético, produzindo assim uma exacerbação da hiperuricemia. A doença da artrite era anteriormente conhecida como "gota de saturnina", porque os alquimistas chamavam ao elemento Saturno de chumbo. E isto ocorreu porque naqueles tempos, as bebidas alcoólicas eram armazenadas em barris de chumbo; ou para dar um sabor mais doce ao vinho, a esta bebida eram adicionadas limalhas de chumbo. É claro que hoje em dia este processo está em desuso.

Mesmo as pessoas com um baixo consumo de carne, mas que consomem licor, podem ter níveis elevados de ácido úrico, porque o álcool provoca a dissolução ou desalojamento de proteínas. Por esta razão, os alcoólicos apresentam uma esfoliação da pele, que é notada pelo rosto mais avermelhado e escamoso, para além de um constante soluço, que é causado pelo refluxo, ou seja, a entrada de líquido biliar no estômago, porque o excesso de álcool abre a válvula do piloro.

Acidez e basicidade são propriedades químicas relativas; de modo que as bases puric adenina e guanina são mais ácidas do que as bases pirimidina; portanto, as bases puric adenina e guanina estão ligadas às bases pirimidina timina e citosina. Portanto, existe uma razão, que não vamos aqui detalhar, para que estas bases sejam acopladas pelos cromossomas no núcleo dessa forma específica e nessa ordem sequencial, para formar cada molécula de ADN e de uma forma diferente.

Mas uma razão energética, uma vez estabelecida a forma como o Universo foi formado, é que a energia electrónica e a matéria electrónica que é formada a partir da energia electrónica, muda de acordo com as condições das forças de integração; e neste caso, estas forças de integração são os gluões. Portanto, formar-se-á um número infinito de formas e combinatórias, já que podemos combinar diferentes classes de matéria electrónica para formar outras classes de matéria electrónica. Daí emerge a grande diversidade de formas, e corpos infinitos feitos de matéria electrónica.

Enquanto a energia magnética que forma os espíritos não pode mudar ou ser modificada, mas os espíritos são a energia que dá vida à matéria electrónica; e, portanto, têm o conhecimento e a particularidade de estar alerta para que a química da matéria electrónica do corpo sob os seus cuidados não seja alterada ou alterada.

E isto será assim durante a vida física, até que ocorra a separação da energia espiritual da matéria electrónica do corpo; porque esta mudança ou separação é necessária para podermos evoluir como espíritos, uma vez que não vamos poder viver eternamente ancorados apenas na Terra, e com mais razão, se soubermos que existem outros lugares no Grande Universo. E, à medida que a matéria electrónica do corpo muda, ele sofre mudanças; ou seja, envelhece, mas não necessariamente para este fim; é uma condição necessária como a de ter de sofrer de uma doença.

De tal forma que, no núcleo celular, são formados os diferentes RNAs mensageiros, que saem em direcção ao citoplasma para que os ribossomas possam saber como ou em que ordem os RNAs de transferência vão ser inseridos; e que cada um carrega um aminoácido específico. Portanto, se houver uma alteração no grau de acidez, os códigos de síntese de proteínas podem ser alterados. Por exemplo, o código de iniciação no RNA do mensageiro correspondente à metionina pode ser alterado para um código final e vice-versa. Por outras palavras, o trigêmeo de iniciação no RNA mensageiro adenina-uracil-guanina (A-U-G) corresponde ao código uracil-adenina-citosina (U-A-C) no RNA de transferência. E o trigêmeo de conclusão uracil-adenina-adenina (U-A-A) do RNA mensageiro é inigualável no RNA de transferência; assim, quando este código chega, diz ao ribossomo para terminar a síntese dessa proteína.

Mas se a acidez for elevada no núcleo e ocorrer tautomerismo e metilação, estes pares de bases podem ser alterados, porque já não haverá citosina ou uracil no núcleo, mas apenas a timina, adenina e a base guanina estarão na sua forma enólica.

Por exemplo: o trigémeo de iniciação no RNA mensageiro será adenina-timina-guanina (A-T-G) que já não é o código para o aminoácido metionina no RNA de transferência. Enquanto que o trigémeo de conclusão passará de uracil-adenina-adenina (U-A-A) para o aminoácido metionina será timina-adenina-adenina (T-A-A). Assim, o ribossoma não poderá terminar a síntese de uma proteína, porque o ribossoma não encontrará o código para lhe dizer onde ou como a síntese dessa proteína será completada. Portanto, a proteína pode ser mais curta ou mais longa, mas em qualquer caso, deixará de ser a mesma proteína. E a partir daí, tanto no núcleo como no citoplasma da célula, será gerado um desequilíbrio, e a estrutura proteica e genética que identifica a célula será afectada. Por outras palavras, cada organismo tem um código genético que lhe é exclusivo, ou que o identifica de uma forma inequívoca.

Do mesmo modo, a partir do ADN e dos glóbulos vermelhos mortos da carne que são consumidos, são também produzidos radicais livres que devemos acrescentar aos nossos radicais livres $\cdot O_2$ e $\cdot OOH$.

O cálcio libertado pode reagir com os ácidos gordos da própria carne, e isto produz as gorduras insolúveis. Por exemplo, estearato de cálcio e sais de urato, que irão contribuir para o aumento ou engrossamento da placa de colesterol estranha, em torno do lado interior das artérias. Assim, a permeabilidade da túnica íntima será difícil, contribuindo entre outras coisas, para o aumento da pressão arterial, e a troca de água, oxigénio e outros nutrientes dos vasos sanguíneos que transportam o sangue para as células; principalmente as células que estão dentro do osso; ou seja, na medula óssea e nas células gliais que estão no centro do cérebro, que é a área onde se encontra o hipocampo, onde os neurónios estão alojados para manter o ficheiro electrónico de memória activo.

3

OS OSSOS SÃO UMA ESTRUTURA VIVA

Para compreender como ocorre o desgaste da estrutura óssea, ou para saber como se originam as doenças relacionadas com o esqueleto, ou seja, a osteoartrite em geral, precisamos de saber de que tipo de material são feitos os ossos. E podemos dizer que aproximadamente 2% do peso do corpo é cálcio, e deste, quase 99% está a integrar os ossos; incluindo as cartilagens e os dentes. O 1% restante é cálcio, que é distribuído como co-factor; ou seja, fazendo parte dos centros activos das enzimas necessárias para o metabolismo. Também nessas hormonas, cuja principal tarefa é regular o impulso nervoso. 70% dos ossos e dentes são constituídos pela matriz de um mineral inorgânico chamado hidroxiapatita.

$$Ca_{10}(PO_4)_6(OH)_2$$

Ca: cálcio, P: fósforo, O: oxigénio, OH hydroxyl
Hydroxyapatite

No centro do osso, encontra-se a medula óssea, necessária para sustentar a vida de todos os seres que utilizam o sangue como meio de respiração, uma vez que é neste nervo interior dos ossos que se realizam funções especializadas, tais como a hematopoiese. E para que substâncias significativas como o sangue sejam produzidas na medula óssea, para além de serem a principal fonte de células estaminais em adultos, ou seja, glóbulos vermelhos, glóbulos brancos, plaquetas, etc., é necessário que os materiais entrem e saiam dos ossos através das veias finas e/ou vasos sanguíneos que penetram na cavidade óssea. Por outras palavras, é também necessário que as substâncias produzidas por estas células deixem continuamente a medula óssea na corrente sanguínea, para que os glóbulos vermelhos cumpram funções especiais e específicas no corpo. Por exemplo, para transportar oxigénio para as células e remover das células o ácido carbónico que as mitocôndrias produzem como resíduo.

E devido a essa actividade dinâmica, os próprios ossos são uma estrutura que está realmente viva. Mas, se não chegar oxigénio suficiente às células dentro do osso, a geração de energia nas mitocôndrias dessas células, fá-lo-á por meio de glicólise, e desta forma será gerado ácido láctico. Também será produzido ácido carbónico, que resultou da acção da anidrase carbónica, a fim de converter dióxido de carbono em ácido carbónico, uma vez que o dióxido de carbono não pode ser transportado sob a forma de gás.

Mas a formação de todos estes ácidos em excesso, principalmente ácido láctico, ácido úrico, ácido carbónico e ácido oxálico, contribuirá para a deterioração da massa esponjosa interna dos ossos; quer sejam ossos rígidos ou cartilagens, porque juntos formam a estrutura física do esqueleto. Para além das condutas e laminas, tais como artérias, veias, a córnea dos olhos, o enchimento das articulações, as coberturas do crânio, narinas, uretra, condutas de leite no peito e cartilagem do esterno, entre outras.

Todos os ossos são cobertos por algumas células chamadas osteoblastos, que têm a função de remover, mas ao mesmo tempo de regenerar continuamente o cálcio; uma vez que se não fosse assim, ou não cresceríamos, ou teríamos uma forma amorfa, ou talvez seríamos como uma rocha ou um coral. De tal forma que, por exemplo em crianças, estas células osteoblásticas estão em actividade constante até à idade adulta, devido à manutenção do crescimento do corpo. Mas o que não sabemos é o que determina que este processo de crescimento pare. Contudo, como não somos uma estrutura rígida, o esqueleto é composto por pedaços de osso separados, ou como um leigo, que é o que nos permite dobrar, dobrar, esticar, sentar, dobrar, deitar, andar, agitar, bem como ser capaz de abrir e fechar as nossas mãos como tenazes para agarrar coisas.

Na maioria dos casos, nos locais de junção destas partes, é constituído por substâncias mais macias que actuam como articulações ou rótulas. Estas substâncias são, por sua vez, cobertas por fibrilhas ou fios muito finos de colagénio, para além do cálcio. Enquanto noutras, as fibras de colagénio servem como cola para selar ou preencher, unindo dois ou mais segmentos, como no caso de conchas que se fundem para fechar a cavidade do crânio, a fim de proteger o cérebro. Ou como no caso da função estrutural do esterno, orelhas e septos nasais.

Nas articulações e articulações entre um osso e outro, existem cartilagens, que são compostas de um material macio, que por sua vez servem como cola das duas partes, estas são as que absorvem ou amortecem os impactos durante o movimento. Noutras partes do corpo, as cartilagens formam estruturas flexíveis, tais como nas orelhas, no septo nasal e nas abas da válvula mitral no coração; além das válvulas de retenção nas artérias e veias que transportam o sangue de volta ao coração; portanto, estas partes são formadas com anéis para evitar que as veias sejam esmagadas quando o coração suga o sangue.

Existem também válvulas de retenção, para manter as condutas de sangue cheias, ou para evitar a formação de bolhas de ar, e um efeito hidráulico chamado cavitação ou sopro cardíaco porque, estas bolhas produzem um ruído perceptível. O objectivo destas válvulas de retenção é evitar que o sangue volte a fluir da mesma forma quando o coração expulsa e suga o sangue; assim, o sangue é forçado a ser reciclado. Para além das estruturas acima mencionadas, a cartilagem forma a traqueia, a válvula de epiglote, que abre e fecha para evitar que os alimentos mastigados passem para os pulmões. Outras estruturas flexíveis importantes são os alvéolos, que podem tornar-se rígidos devido à acidose e à perda de colagénio.

Se revermos a fórmula química do material ósseo formado a partir da hidroxiapatite, a primeira coisa que identificamos é o grupo hidroxil (^-OH); que, deve cumprir a função de manter a actividade bioquímica do cálcio, ou de reter água. De tal forma, que as actividades das células osteoblásticas no sistema ósseo podem ser realizadas. Talvez se estes grupos hidroxido não existissem na hidroxiapatita, os ossos seriam realmente rígidos como uma estrutura sólida, e se assim fosse, a difusão de água não ocorreria nos ossos, por exemplo; ou seja, de modo a que a água os mantivesse húmidos, e assim, os diferentes nutrientes poderiam ser difundidos através da estrutura viva dos ossos. As sementes, por exemplo, têm um pedicelo, que quando encharcado com água, permite que o grão germine.

Assim, é de pensar, que se houver um excesso de ácidos na água difusora, este grupo hidroxila pode ser absorvido pelo protão do ácido (H^+). Por exemplo, o próton em ácido láctico, ácido úrico, ou o próton em ácido carbónico, que pode estar em abundância durante o tempo em que vivemos com esse tipo de dieta carnívora. Mas, além disso, ajudará a elevar o grau de acidez dentro do osso o ácido oxálico, porque o ácido oxálico converte o H^+ e ^-OH em água (H-OH). E a outra parte que não vemos na hidroxiapatita, é o colagénio; que é o material que actua como ligante para a estrutura do osso, para que este não se desfaça.

A elevada acidez afectaria o colagénio, pois trata-se de uma proteína cujo aminoácido mais abundante é a glicina. O aminoácido glicina é repetido a cada quatro vezes na cadeia proteica do colagénio. E pelo efeito da acidose, o aminoácido glicina que forma o colagénio pode ser afectado, porque o seu ponto isoeléctrico pHi tem o mesmo valor que o pH do sangue nos rins, e que está na ordem de pHi de 6,60.

Ou seja, como o pH se torna mais baixo porque a acidose é mais elevada, o valor do pH do sangue aproximar-se-á do valor do ponto isoeléctrico pHi da glicina; assim, o colagénio será decomposto. O valor do pH do sangue nos rins, como vimos, é de 6,30. Mas além de ser a proteína mais importante do corpo como agente aglutinante, o colagénio é também a proteína mais abundante que temos. Portanto, é de esperar que tudo o que contenha colagénio se deteriore, como no caso da fibrose pulmonar ou do envolvimento dos alvéolos, para citar apenas alguns, e o envolvimento será maior à medida que a pessoa envelhece e a forma como se alimenta a si própria.

Porque se não forem tomadas medidas correctivas da dieta, o cálcio que forma a estrutura da cartilagem ou qualquer estrutura óssea, começará a desprender-se, quando a força integradora que forneceu o colagénio não existe. Porque sem colagénio, a estrutura do osso começará a correr como algo maleável ou plástico, que pode ser notado na artrite reumatóide.

É aqui que, nas condições normais do organismo, as substâncias antioxidantes como o urato de sódio e as vitaminas C e D, desempenham o importante papel de servir como barreiras, a fim de evitar a acção de outros ácidos, e isto ao mesmo tempo ajuda a manter o cálcio fixado no mineral hidroxiapatita dos ossos.

Num meio ácido, o ácido úrico cristalizará sob a forma de agulhas, tal como os cristais de oxalato de cálcio se formarão. Portanto, quando estes cristais são formados, podem actuar como arestas vivas entre a fibra muscular e o osso, produzindo as dores de uma condição conhecida como fibromialgia muscular. Esta condição é caracterizada por dor e rigidez nos músculos, tendões e tecidos moles como na periostite. O fungo pode também alojar-se nos ossos, produzindo osteomielite.

Também a chamada artrite reactiva, que pode afectar a uretra, o intestino ou mesmo os olhos; ou as chamadas esporas que não são mais do que a abrasão ou perda de cálcio sob a forma de cristais. A formação destes cristais também pode ser notada nas cavernas de estalactite. O problema dos ossos meta-carpianos também pode ocorrer, e, um afecto nos sacos sino-viais dos ombros nas chamadas bursite, motivado pela maior carga de trabalho, e pelos contínuos movimentos de balanço e elevação de objectos pesados por meio dos braços.

Estes problemas podem ser causados pela acumulação de ácido úrico sob a forma de agulhas. Geralmente, este ácido úrico cristalizado está sob a forma de ácido 3-metilúrico, por-que o grupo metilo da proteína animal pode ser incorporado no azoto 3 da figura 2. Para além dos cristais de oxalato de cálcio, a perda de colagénio e elastina nos tendões resultará na rigidez destes ligamentos. Ou pode causar fissuras ou ra-chaduras nos ossos, o que é mais comum nas pessoas idosas. Existem outras afecções conhecidas como osteomalacia ou amolecimento dos ossos; a já mencionada osteomielite ou in-flamação simultânea dos ossos e medula óssea; bem como mieloma ou cancro dos ossos, entre outros.

A matriz orgânica do osso, que actua como suporte da parte mineral do tecido ósseo, é formada por colagénio. O colagé-nio também actua como agente de sementeira nos ossos, e permite a cristalização do fosfato de cálcio ($CaPO_4$) a partir da hidroxiapatita, e dos outros minerais que compõem o sistema ósseo. Da mesma forma, como foi dito, forma a córnea trans-parente e o cristalino dos olhos. Os danos destas estruturas devem começar pela acumulação do ácido 3-metilico, ácido úrico, ácido carbónico e ácido láctico, para não mencionar o oxalato de cálcio, que actua separando a glicina do colagénio, deixando as manchas esbranquiçadas na córnea dos olhos e o cristalino, que é o que serve de lente, para projectar os raios de luz em direcção à retina e produzir a visão. Deduzimos que um excesso de ácido úrico pode também ser a causa, para além da artrite, de outros problemas que surgem na velhice, tais como cataratas, e portanto a perda da visão ou mesmo a cegueira.

Concluímos que, como resultado deste desequilíbrio ácido-base no sangue, os seguintes eventos podem estar a ocorrer simultaneamente no sistema ósseo:

Um desgaste excessivo do osso pela sua parte externa motivado pela acção dos osteoblastos; e esta condição, é a que activa o desenvolvimento de um tipo de doença óssea progressiva, conhecida como osteodistrofia. A sua origem principal é o resultado de um desgaste prolongado causado pela elevada remoção do cálcio, como consequência do aumento da actividade osteoblástica, que contribui para o desenvolvimento de doenças ósseas degenerativas do esqueleto.

O osso deve ser regenerado de dentro para fora através dos nutrientes necessários, para além de oxigénio e água, que têm de ser incorporados na cavidade esponjosa dos ossos através dos vasos sanguíneos. Mas, além disso, as substâncias produzidas dentro da medula óssea, como os glóbulos vermelhos, e todas as outras substâncias que mencionámos, têm de sair. Acrescentemos os resíduos inerentes à actividade catabólica destas células especializadas, devido à sua dedicação exclusiva; ou destinados apenas à formação do sangue, e à regeneração dos ossos através da massa esponjosa.

A membrana interna dos vasos sanguíneos finos que transportam nutrientes e removem resíduos, ou seja, a túnica íntima, pode ser afectada pela restrição da sua impermeabilidade, uma vez que estes são formados por células endoteliais, que lhe conferem uma estrutura fenestrada ou flexível, mas ao mesmo tempo uma textura suave a estes revestimentos da parede interna dos vasos sanguíneos, e é a que está em contacto com o sangue e os nutrientes.

A partir daqui, percebemos que se os vasos sanguíneos que facilitam o transporte de materiais que entram e saem dos ossos forem obstruídos, devido a uma placa de colesterol ou gordura, que deve consistir numa mistura complexa de ácidos gordos "trans" insolúveis, juntamente com outros tipos de colesteróis diferentes dos nossos, ou os do consumo de gorduras saturadas de origem animal, para além do urato de cálcio, oxalato de cálcio, deficiência de oxigénio, que gera ácido láctico pelo efeito da glicólise, etc. Podemos presumir que os nutrientes necessários não estariam a chegar para a regeneração óssea, de modo a que as células estaminais, ou aquelas que cumprem a função regenerativa dos ossos pudessem morrer, por um efeito chamado necrose óssea.

Bactérias lácticas na boca, convertem qualquer tipo de açúcar em ácido láctico, e este ácido láctico é a principal causa de cáries dentárias. Além disso, o consumo com excesso de sacarose de açúcar, pode causar bactérias lácticas que estão no cólon a produzir ácido láctico e gerar cancro do cólon.

O resultado seria que à medida que a idade passa, o sistema ósseo pode atrofiar, o que não permite que os ossos se renovem da sua medula interna para as camadas externas. A estrutura física do osso permanecerá a mesma, ou seja, o seu volume estrutural, mas como não é possível formar o material regenerador dentro da massa esponjosa de modo a que possa substituir a parte mais sólida ou compacta do osso, deixará cavernas ou poros vazios, o que fará variar a relação peso/volume normal de toda a estrutura, ou um pedaço do osso afectado. A isto chama-se osteoporose, porque o volume do osso permanecerá o mesmo, mas a massa do osso será menor. Isto significa que o que ficará é uma concha formada por um material poroso semelhante a espuma sólida, ou como pedra-pomes, ou seja, rocha ígnea vulcânica.

E tal como advertimos, esta é uma condição silenciosa, porque ao contrário da osteoartrite que ocorre acima do osso, a osteoporose não se manifesta em sensações dolorosas nos músculos e articulações, e tornar-se-á um pouco mais difícil regenerar toda a estrutura óssea devido à necrose das células osteoblásticas. Porque não podemos prevenir a tempo estes possíveis eventos projectados para uma idade maior; ou porque optamos por nos alimentar sob o regime de uma dieta para um ser carnívoro, mas, que pela sua configuração celular, a sua classe de alimentos corresponde à de um ser vegetariano.

As células osteoblásticas são as maiores células do corpo; por isso têm vários núcleos; uma vez que os osteoclastos são formados pela fusão de várias células mononucleares, derivadas de uma célula estaminal do sangue na medula óssea. E tal como os osteoblastos, estas células gigantes são móveis, e uma das suas funções é degradar, reabsorver e regenerar os ossos naturalmente. É possível que, com estas células gigantes, esteja envolvida fosfatase alcalina, uma vez que se trata de células acidófilas que ocupam uma cavidade, ou a chamada lagoa de reabsorção de Howship, que estão localizadas na superfície dos ossos.

As células osteoclastas caracterizam-se por terem uma porção da sua membrana ondulada, semelhante a uma escova imersa num citoplasma livre de organelas, ou a chamada zona clara, com a qual adere à superfície do osso por meio de integrinas, que são receptores especializados, e que cobrem a superfície do osso. O processo de reabsorção começa quando as células excretam lisossomas, que são as organelas de varredura e limpeza, porque absorvem os resíduos deixados pelas reacções dentro das próprias células; e, juntamente com outras enzimas, são capazes de produzir um microambiente ácido abaixo da membrana ondulada, como resultado do transporte de prótons por meio da bomba de prótons, na qual se processa uma troca de iões de sódio e hidrogénio. Portanto, dizemos que os ossos não são uma estrutura morta, mas que estão realmente vivos, e as suas propriedades mudam de acordo com as condições de acidez corporal que lhes impomos. São estruturas biológicas realmente dinâmicas; mas, ao mesmo tempo, admiráveis porque a sua função, é remover e repor o cálcio dos ossos para manter uma estrutura óssea saudável. Por isso, não devemos intervir, para prejudicar este processo através de uma dieta à base de carne.

A gama de acidez no sangue é controlada por um sistema chamado tampão, que é formado por ácido carbónico e bicarbonato de sódio. O átomo de sódio é obtido a partir do cloreto de sódio que é consumido; mas, poderíamos também pensar: onde é que os primeiros seres humanos obtiveram o cloreto de sódio? ...

Mas esta é uma evidência clara, de que o ser humano não apareceu subitamente, mas emergiu para a superfície da terra da água do mar como um girino, porque o mar representa a fonte mais abundante de cloreto de sódio. E o ião cloreto de sódio é necessário para formar o ácido gástrico; ou seja, o ácido clorídrico que se forma no estômago, porque este ácido clorídrico é necessário para activar a pepsina; uma vez que a pepsina é a que pode quebrar as ligações do peptídeo, para obter os aminoácidos das cadeias proteicas que consumimos. Após este processo, os aminoácidos em forma livre são incorporados na corrente sanguínea para que possam alcançar as células. E nas células, apenas os aminoácidos em falta ou necessários entrarão, através de um processo chamado osmose; uma vez que nem todos os aminoácidos podem entrar nas células, uma vez que as células seriam muito grandes. Mas uma vez que os aminoácidos necessários estejam dentro das células, os ribossomas irão inseri-los numa ordem diferente, ou numa sequência de acordo com o tipo de proteína para um ser humano. Já explicámos o início desta ordem e a sua conclusão. O excesso de aminoácidos que consumimos, mas que não conseguimos entrar nas células, iremos descartá-los sob a forma de ureia através da urina.

Mas também podemos deduzir, que o ser humano não precisa de proteínas formadas por longas ou completas cadeias de origem animal para se alimentar, mesmo que as proteínas de origem animal estejam completas. Por outras palavras, as proteínas animais contêm todos os aminoácidos essenciais e não essenciais. Devido aos 20 aminoácidos de que precisamos, doze deles podem ser fabricados pelas nossas células; é por isso que são chamados aminoácidos não-essenciais. Assim, apenas teremos de procurar os restantes oito aminoácidos que as nossas células não podem fabricar, e é por isso que são denominados aminoácidos essenciais.

Podemos obter estes 8 aminoácidos essenciais procurando-os entre diferentes proteínas vegetais; porque os vegetais são os únicos seres que produzem aminoácidos essenciais. Mas talvez isto tenha acontecido dessa forma, porque os vegetais não podem andar para obter alimentos. Por outro lado, um animal vegetariano procura vegetais para obter a sua ração de aminoácidos a partir deles. Mas o ser humano aprendeu a matar seres vegetarianos porque, ao comer carne, encontrará todos os aminoácidos: aminoácidos essenciais e não essenciais, que o animal procurava com a sua dieta vegetariana.

Mas este crime não é necessário, ainda que a proteína dos vegetais seja incompleta, ou seja, não contém todos os aminoácidos essenciais. No entanto, podemos comer mais de dois tipos de vegetais para satisfazer a nossa ração de aminoácidos essenciais. Por exemplo, se comermos apenas arroz, não vamos encontrar todos os aminoácidos essenciais no arroz. Mas, se comermos feijão com arroz, os aminoácidos essenciais que não estão no arroz estarão no feijão; por isso, quando comemos arroz com feijão, iremos recolher pelo menos uma porção de aminoácidos essenciais.

Mas ser vegetariano não pode voltar a comer arroz e feijão no dia seguinte, porque são necessários outros aminoácidos essenciais que não estão nem no arroz nem no feijão; assim, é melhor para um vegano comer, por exemplo, farinha de aveia com fruta no dia seguinte; ou seja, o vegano precisa de comer uma variedade de alimentos, e não uma quantidade de alimentos, como ele faz, se todo o tempo estiver a comer carne. Mas a outra observação é que os vegetais não saciam a plenitude digestiva, da mesma forma que a carne, porque a carne é mais difícil de digerir. Assim, o ser humano vegano precisa de comer com mais frequência do que um ser humano carnívoro.

Num relatório publicado por Breslau, N.A., Brinkley, L., Hill, K.D. & Pak, C.Y.C. (1988), onde foi estudada comparativamente uma dieta rica em proteínas animais, verificou-se que uma dieta baseada em carne provocava a desmineralização dos ossos. E das 15 pessoas estudadas, a perda de cálcio através da urina em pessoas com uma ingestão de proteína animal foi de 150 mg/dia. Enquanto que, aqueles que consumiram uma refeição composta de proteínas vegetais, o resultado foi de 103 mg/dia. Isto significa menos de 45 por cento. Contudo, a explicação que o estudo não propõe é que, juntamente com a proteína animal, tanto a metionina como os ácidos nucleicos das células estão associados; e estes, por sua vez, são uma fonte das bases guanina e adenina; que no final, ou para evitar entrar novamente nos detalhes do processo, estas bases serão convertidas pelas nossas células em urato de sódio; mas como estes uratos são de uma fonte externa, estarão em excesso no sangue. E se houver acidose, estes sais de urato serão convertidos em ácido úrico.

Estudos semelhantes foram realizados em locais marinhos como o Alasca, onde foi observado um aumento da quantidade de cálcio dissolvido na água. Mas esta é uma sequência de con da dissolução das rochas, produzida pelo ácido úrico a partir dos excrementos das aves marinhas daquela região, cujas fezes permanecem sobre as pedras formadas pelo carbonato de cálcio, como explicamos no caso do guano.

Assim, conseguimos explicar um pouco, como a artrite e a osteoporose são produzidas; mas embora seja a mesma afecção óssea, associamo-las imediatamente à elevada concentração de ácido no sangue de um indivíduo; porque é raro encontrar um vegetariano com estas afecções; quer se trate de humanos, vacas, cavalos, girafas, hipopótamos, gorilas ou elefantes.

... não importa, desde que se comportem como veganos; porque todos os animais são quimicamente iguais; ou seja, consubstanciais; uma vez que somos apenas diferenciados pelo código genético.

Portanto, o melhor será viver ligado à dieta natural, concebida para um ser humano, de modo a manter afastada a possibilidade de adquirir estas doenças, que criamos para nós próprios pela nossa própria forma escatológica de viver, neste pequeno lugar do Grande Universo.

Mas desde os tempos antigos algumas pessoas compreenderam-no e outras não, uma vez que, historicamente, diz-se que Pitágoras (~580-500 a.C.) foi o primeiro que considerou, que não devíamos comer a carne de outro animal como alimento. Pitágoras defendia os direitos fundamentais dos animais; e fê-lo, porque Pitágoras dizia que tanto os animais como os humanos possuíam almas, e por isso, tal como os humanos, a alma dos animais era imortal; e que por serem feitos de fogo e ar, podiam reencarnar por vezes sob a forma de um humano e por vezes sob a forma de um animal. Diz-se que Pitágoras era vegetariano e comprou animais em cativeiro nos mercados, a fim de os libertar dessa miséria. Quando Pitágoras menciona que a alma de qualquer ser é imortal, isto contradiz o pensamento do grande cientista Stephen Hawking, mas esta contradição é suficientemente esclarecida no nosso livro "A Química da Memória".

E como descendente dos Incas, o Senhor de Sipán, e a quem dedicámos este livro, foi um rei da cultura Mochica desenvolvida no território do Peru actual; e diz-se que o seu fabuloso túmulo só é comparável com o do Tutankhamen egípcio. O túmulo do Senhor de Sipán foi encontrado na região de Lambayeque, e a idade da múmia do Senhor de Sipán é de cerca de 1770 anos.

Mas o que é mais marcante na importante descoberta do Senhor de Sipán, é que o arqueólogo peruano Dr. Walter Alva diz:

"...o seu esqueleto deteriorado permite-nos saber, que o Senhor de Sipán morreu com uma idade média de 40 anos, e que com excepção de uma osteoartrite incipiente, ele estava de boa saúde... "

Então o que não saberemos é do que o Senhor de Sipán realmente morreu: se foi osteoartrite, cancro ou diabetes; mas talvez tenha sido um ataque cardíaco, porque o Senhor de Sipán consumiu carne; e com a carne vem o colesterol do animal; mas apenas a osteoartrite permaneceu como prova da sua morte, o que indica que o Senhor de Sipán, sem dúvida, comeu carne.

Mas a coincidência é que Tutankhamen aparentemente sofreu de uma deficiência física devido a uma deformidade no seu pé esquerdo, que era provavelmente gota. Ele também sofreu de osteonecrose, ou seja, uma necrose de tecido ósseo causada pela perda de sangue nos ossos, que pode ter sido causada pela ruptura de vasos sanguíneos na medula óssea. Outra doença óssea é a espondilite anquilosante, que provoca a inflamação das vértebras, e a inflamação pode causar a fusão das vértebras na base da coluna vertebral. Mas a evidência é que Tutankhamen caminhou com a ajuda de uma cana, e as bengalas foram encontradas na sua sepultura. Além disso, Tutankhamen sofreu de outros problemas de saúde relaciona-dos com a escoliose; ou seja, a sua coluna vertebral estava arqueada. Mas a verdade é que tanto o Senhor de Sipán no Peru como o Tutankhamen do Egipto sofriam de artrose. Ambos eram reis mas morreram mesmo quando eram jovens; talvez não transpirassem porque eram sedentários, ambos comiam abundantemente mas não se alimentavam bem.

SOBRE O AUTOR

Licenciado pela Escola de Química, Faculdade de Ciências da Universidade Central da Venezuela, com uma licenciatura em Tecnologia Química. Pós-graduação em Ciência e Tecnologia Alimentar. Trabalho especial sobre a química dos produtos naturais e a química das doenças. Designer de processos químicos. Livros: "A Química do Cancro". "A Química da Diabetes". "O enfarte". "O Alzheimer". "A Química da Artrite". "A Química do Pensamento". "A Química do Espírito". "Como o Universo foi formado". "Os Expensalistas". "Porque não se deve comer carne". "O Mundo do Micro". "Será que Deus existe realmente?". "Objecção à Relatividade de Albert Einstein". "Adivinhando o Futuro". "O Erro dos Grandes Cientistas". "A Vida ao Sol". "O Universo antes do Tempo Zero". "A Energia do Espírito". "A Origem do Câncer". "O Mundo das Células". "A Química das Doenças". "A Partícula que Criou o Universo". A Química do Câncer, sétima edição. A Química da Diabetes edição 6; A Química do Enfarte quarta edição; e, "A Química da Memória".

www.ingramcontent.com/pod-product-compliance
Lightning Source LLC
Chambersburg PA
CBHW051335150726
47997CB00004B/1475